16
T c 19.

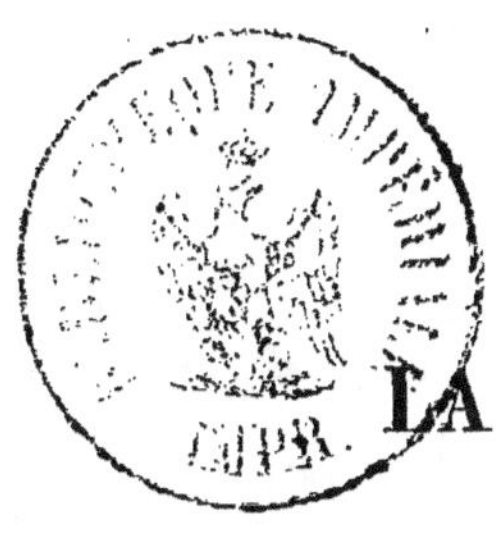

LA VÉRITÉ

SUR LA

GYMNASTIQUE HYGIÉNIQUE

LA VÉRITÉ

SUR LA

GYMNASTIQUE HYGIÉNIQUE

TELLE QU'ELLE DOIT ÈTRE COMPRISE ET PRATIQUÉE.

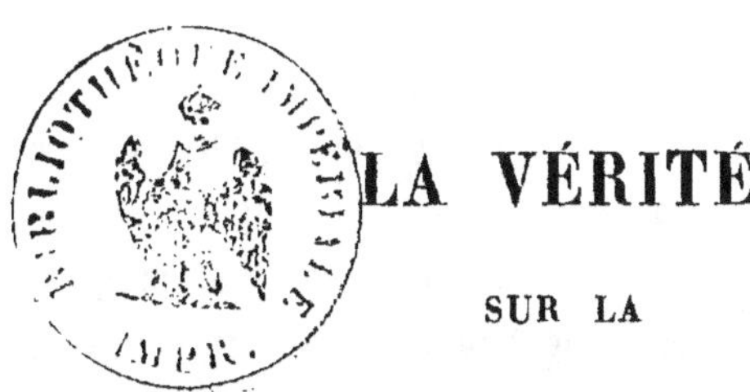

Mens sana in corpore sano.
(JUVÉNAL.)

Ceci, Lecteur, n'est point un livre ; ce n'est ni un système, ni une théorie ; je ne viens renverser aucune des idées reçues, ni m'attaquer à quoi que ce soit, mais améliorer, s'il est possible, les exercices hygiéniques, et en faire comprendre l'importance, et surtout les simplifier de manière à les mettre à la portée de chacun.

Ces quelques pages, écrites sans prétention et pour tout le monde, sont les réflexions d'un homme de cœur, ami du progrès et ennemi de tout charlatanisme ; aidé dans cette tâche par son expérience et les observations éclairées de ses amis.

Ceci dit, commençons :

« Le temps est une étoffe dont la vie est faite, » a dit

Franklin, et Franklin avait raison. C'est donc pour épargner cette étoffe précieuse que nous écrivons ces lignes, afin de rendre service à ceux qui, malgré leur amour du progrès, leurs besoins d'activité hygiénique, ne peuvent, faute de temps, se livrer aux exercices salutaires de la gymnastique. Heureux si nous parvenons à tourner cet obstacle qu'on croit être insurmontable. Or, c'est surtout à cette classe d'hommes incessamment absorbés par la vie de bureau, inerte et abru-;issante, que nous nous adressons, à ceux dont le cerveau, sans cesse en ébulition sous l'aridité des calculs ou de tout autre travail intellectuel, font de leur corps un cadavre et de leur existence un long supplice, c'est à ceux-là que nous dirons ces trois mots, que nous nous appliquons souvent à nous-même : *Volonté, courage* et *persévérance.*

Si donc nous appelons l'attention sur cette partie de l'hygiène si importante pour notre régénération, c'est qu'il importe d'opposer une digue à l'appauvrissement de notre espèce, c'est que nous avons reconnu dans l'application de la gymnastique un gage certain, une question d'avenir.

D'ailleurs, la gymnastique hygiénique n'est plus en cause aujourd'hui, et ce qui le prouve, ce sont les milliers de résultats obtenus par elle, les encouragements qu'elle ne cesse de recevoir, et le patronage éclairé des médecins les plus recommandables.

Dans un ouvrage que je compte publier sur la gymnastique (1) considérée sous trois points de vue, se rattachant

______

(1) Ouvrage qui paraîtra incessamment.

l'un à l'autre: *Éducation*, *Hygiène* et *Thérapeutique*, je passe en revue les différentes professions ; en reconnaissant le mauvais côté de chacune d'elles, en rapport avec notre organisation sociale et en désaccord avec l'organisation humaine, nous indiquons aussi le rémède à y appliquer, et nous ajouterons ici que, dans un grand nombre de maladies que nous apportent nos goûts, nos besoins, nos habitudes et nos différentes occupations, nos procédés, fort simples du reste, se réduisent à des mouvements plus ou moins énergiques du système musculaire, et sont par conséquent du domaine de la gymnastique rationnelle, réduite à la plus simple expression.

En effet, nous sommes bien persuadé, par un grand nombre de faits, que lorsque le mécanisme humain est ramené par le mouvement gymnastique à son activité normale, aux conditions d'équilibre et d'harmonie dans lesquelles il fut créé primitivement, il se suffit à lui-même.

Ainsi l'art de la gymnastique ne serait pas seulement la base essentielle de l'éducation physique, mais il serait aussi, avec les soins éclairés de la science médicale, la base du traitement thérapeutique.

C'est une doctrine si vraie en principe, si féconde en résultats, que je la professe avec une entière conviction, et que c'est pour la faire prévaloir que j'écris ces lignes, m'effaçant en quelque sorte, faisant taire mon intérêt personnel au profit de tous.

Marchant de compagnie avec le savant emploi de la médecine, notre méthode est applicable à toutes les variétés de phthysies, parce qu'au lieu d'user les forces, elle les utilise et les développe de plus en plus. Elle seconde l'organisme dans la lutte qu'il soutient contre le mal. Dès que l'exercice musculaire est augmenté, on éprouve un surcroît d'action qui se partage toutes les fonctions. Ainsi, la digestion est plus prompte, la circulation des fluides plus active; les mouvements des membres sont plus faciles et plus prompts.

Les changements que l'exercice amène dans la structure des organes et dans leurs fonctions échappent d'abord à l'observateur, par la raison qu'ils arrivent lentement et d'une manière inperceptible; mais avec le temps ils se manifestent d'autant plus vite que l'individu est plus heureusement constitué, qu'il use d'une nourriture plus tonique, et qu'il mène un genre de vie plus régulier.

La gymnastique n'est pas toujours d'une facile application dans l'hygiène des maladies. Il faut savoir apprécier les causes et la nature de la maladie; il faut y approprier des mouvements spéciaux ou généraux, provoquer ou non des transpirations, administrer à propos la friction, le massage, etc.

En présence des besoins hygiéniques du siècle, j'ai pensé que c'était un devoir de simplifier les exercices gymnastiques de manière à corriger les constitutions lymphatiques et scrofuleuses, et réduire les maladies chroniques, telles que *gastrites, migraines, hypertrophie du cœur, du foie; les constipations, les phthysies, etc.*

Je considère donc l'introduction des exercices réguliers

dans les habitudes de la famille, comme une chose du plus haut intérêt humanitaire, non-seulement au point de vue matériel, mais encore au point de vue intellectuel et moral, par ces seules raisons que la vie des muscles est la santé de l'âme ; que la beauté de l'homme est dans la perfection de ses organes. Voilà ce que dit l'Écriture, et bien d'autres choses encore que je passe sous silence.

Les enseignements puisés aux sources de la physiologie, loin de détruire ces dogmes, viennent pleinement les confirmer. En effet, la faiblesse, l'appauvrissement, la dégénération physique de notre espèce est aujourd'hui chose constatée.

Il n'y a pas un métier, pas une occupation manuelle ou intellectuelle qui ne soit la source de quelque désordre organique, de quelque maladie ou infirmité. C'est parce que ce sont toujours les mêmes muscles, les mêmes parties du corps qui sont constamment mis en action.

Il n'y a qu'une ressource, dit le docteur Lallemand (de l'Institut), pour combattre et prévenir la dégénération progressive de l'espèce humaine : *ce sont des exercices réguliers, énergiques, progressifs, proportionnels aux forces de chaque individu ; c'est une gymnastique rationnelle, en rapport avec les besoins de notre époque.*

« Voulez-vous, dit Jean-Jacques, cultiver l'intelligence de l'enfant, cultivez les forces qu'elle doit gouverner ; exercez continuellement son corps, rendez-le robuste et sain pour le rendre sage et raisonnable. »

« La gymnastique, dit le docteur Fourcault, entretient la santé et rend la constitution plus vigoureuse et plus belle ; elle donne aux muscles plus de forces, aux membres plus de souplesse, aux organes plus de développement, aux molécules osseuses plus de cohérence, à l'appareil sanguin plus d'énergie, à l'homme plus de courage, plus d'aptitude et d'habileté pour les professions mécaniques.

« Elle corrige une foule de vices de conformation, accroît la finesse des sens, rétablit les fonctions de la peau et l'équilibre indispensable aux différentes parties du corps.

« Elle peut être mise en usage avec le plus grand succès pour combattre l'invasion des maladies héréditaires, constitutionnelles ou accidentelles.

« Pour l'enfance, l'influence de la gymnastique est telle que les plus moroses deviennent expansifs et gais. La face des lymphatiques s'anime, elle perd sa couleur pâle et blafarde ; l'embonpoint factice disparaît ; la peau se colore d'un sang plus pur ; l'homme moral et l'homme physique subissent une transformation simultanée. »

Donc l'usage régulier de la gymnastique produit un changement profond et durable dans l'économie. La digestion, la circulation, les fonctions cutanées subissent une excitation salutaire.

Puisque j'ai parlé du docteur Lallemand, qu'on me permette de résumer encore quelques citations.

« On se tromperait fort, dit-il, si l'on pensait que ces exercices sont moins salutaires pour un sexe que pour un autre. Si les occupations des femmes exigent plus d'adresse que de force, elles n'ont pas moins besoin de santé que nous, et les fonctions maternelles demandent une bonne constitution, une conformation régulière. C'est précisément parce que la vie des jeunes filles est très-sédentaire, parce qu'elles ne peuvent se livrer à des jeux actifs et bruyants, à des mouvements énergiques et variés ; c'est parce qu'elles ont moins de liberté dans leurs exercices, qu'il est plus nécessaire de leur en donner, de les continuer avec persévérance d'une manière progressive, suivant leurs forces.

« Le moyen le plus efficace de s'opposer aux déviations de la taille ou d'en opérer le redressement, est de rétablir, par des exercices spéciaux, l'équilibre entre les fonctions organiques.

« Le moyen le plus efficace de combattre les désordres produits par une sensibilité exaltée, c'est le développement progressif d'un système musculaire à l'aide d'exercices variés, de plus en plus énergiques et prolongés ; voilà le véritable remède aux maux de nerfs, aux vapeurs et à toutes les affections spasmodiques qui sont la suite d'une vie inactive.

« Si la gymnastique peut corriger les déviations ; si elle peut rétablir des constitutions profondément altérées, n'aurait-elle pas bien plus de puissance encore pour prévenir de pareils désordres avant qu'ils aient eu le temps de se manifester ? »

Il serait donc important que chaque famille prît l'habitude de faire tous les jours ses exercices méthodiques, avant et après les occupations ordinaires, ce qui ne peut demander beaucoup de temps, puisqu'une demi-heure suffit à chaque séance.

Cette pensée m'a été suggérée par la paresse des uns, la négligence des autres à fréquenter assidument le gymnase, et l'empêchement légitime du plus grand nombre causé par les occupations diverses.

Cependant, pour beaucoup, que faudrait-il pour réaliser cette pensée ?

De la volonté ! ! !

Résumons toutes les objections qui nous sont faites chaque jour. Quelques personnes prétendent que leurs occupations personnelles, politiques, scientifiques, artistiques, industrielles et commerciales ne leur laissent pas un instant pour s'occuper d'exercices gymnastiques.

Je comprendrais l'objection s'il s'agissait de dépenser plusieurs heures par jour à fréquenter un gymnase public. Mais pour faire *chez soi* ces exercices, seul ou en famille, on rouvera toujours une demi-heure le matin ou le soir.

D'autres prétendent qu'elles se donnent assez d'exercice toute la journée, soit en marchant, soit en travaillant. En présence d'objections si pauvres, fardant la paresse ou l'ineptie, j'ai été vingt fois tenté de tourner le dos aux gens qui me les adressaient, mais je réfléchissais que nous étions tous de grands enfants qu'il fallait convaincre, et je répondais ce que je dis ici, que le travail manuel ou intellectuel, la marche, la danse, l'équitation, le chant, tout exercice partiel est utile lorsqu'il est combiné avec d'autres exercices compensateurs ; mais que, pris isolément et longtemps, il est nuisible, car il n'y a que le mouvement réparti dans tous les membres qui délasse et fortifie, mais que s'il en est autrement, il est la cause principale de nos maladies, de nos difformités et du dépérissement de notre espèce.

Mais, dit-on souvent, c'est une chose nouvelle à introduire dans nos habitudes ; nous voudrions bien faire ces exercices, car nous en sentons l'importance et l'utilité, mais nous trouvons en nous une faiblesse qui s'oppose à notre volonté et que nous avouons volontiers.

Quoi ! c'est parce que nous sommes faibles et détériorés que notre âme reste sous la servitude de notre corps ? C'est parce que notre amélioration progressive est le plus important de nos devoirs que nous refusons la liberté de nous en occuper serieusement ? Quoi ! nous avons là le remède sous la main, et nous ne voulons pas en user.

Mais, dira-t-on encore, faut-il établir dans chaque famille un gymnase avec cordes, mâts. trapèzes, échelles, pas volants, et tout cet attirail qui le complète ? Vraiment non, tout cela est bon pour l'enfance ; mais ici, comme nous voulons que les exercices servent au développement du corps et à l'entretien de l'harmonie des fonctions, le gymnase sera tout simplement la chambre à coucher, le salon ou l'atelier pourvu de quelques altères ou dombels ; de quelques massues progressivement pesantes, d'une barre de fer ou d'un bâton, instruments avec lesquels on peut faire une quantité d'exerciées rhythmiques et variés que j'enseigne selon l'âge, le sexe, le tempérament, les affections particulières et les préu dispositions héréditaires.

Mais, dira-t-on encore, si ces exercices suffisent à entretenir la santé, à rétablir les fonctions organiques, et s'ils peuvent être faits chez soi, à quoi bon les grands gymnases qui sont de véritables écoles ?

Ce sont en effet des écoles où la jeunesse vient faire l'apprentissage de toutes les professions ; où l'on vient apprendre tout ce qui constitue l'homme fort, adroit, souple, courageux, c'est-à-dire capable des plus hautes vertus civiques, où l'on apprend à juger le danger, à mesurer ses forces, et à mettre en pratique cet axiôme : *Connais-toi toi-même.*

De même que dans toute l'Allemagne chaque ville, chaque village possède son gymnase, où toute la jeunesse va se préparer à ses hautes destinées, à l'exemple des peuples de l'antiquité , nous voudrions que chez nous chaque ville, chaque quartier eût le sien ; nous voudrions que la gymnastique fût obligatoire tout autant que l'instruction intellectuelle, puisque d'après les lois naturelles, le physique est uni à l'intelligence, l'âme à la matière, et nous répétons chaque jour avec Juvénal : *Mens sana in corpore sano.* Nous voudrions que ces gymnases fussent assidument suivis, que c leçons si salutaires pour la santé fussent prises régulièrement. Le développement progressif du corps n'est pas l'œuvre d'un jour, mais bien des années ; c'est une question de temps, et non pas une chose qui doit venir à heure fixe.

Vous voulez des résultats, et vous suivez les exercices à de longs intervalles ! Vous prenez une leçon de gymnastique comme vous prenez un bain ou tout autre chose qui peut se remettre, et vous vous étonnez après cela du peu de résultat que vous obtenez ; puis, vous blâmez les gymnastes qui se découragent, se ruinent et meurent à la peine comme autant de vaillants soldats qui tombent sur la brèche ! Ah ! n'excusez que votre faiblesse, votre manque d'énergie à vous approprier pour vous et vos enfants une chose qui doit assurer votre bonheur à venir.

Comme nous écrivons pour tous ceux qui, par une infinité de causes légitimes n'ont pas le loisir de fréquenter le gymnase, nous dirons à ces déshérités de la Palestre et qui souffrent : venez à nous, vous qui en sentez le besoin, nous vous initierons à la pratique de ces exercices d'ensemble, vous apprécierez notre méthode, simple dans ses causes et merveilleuse dans ses effets ; nous ne vous demandons pas des mois d'assiduité, mais quelques jours seulement ; puis, quand vous en aurez reconnu l'efficacité, quand dans ces quelques jours vous aurez obtenu, suivant la nature de votre organisation et de votre tempérament, des résultats satisfaisants, munis alors de ces mêmes instruments peu coûteux (1), vous ne vous déplacerez plus, et le temps, cette étoffe dont j'ai parlé en commençant, sera doublement épargné.

Le charlatanisme tient toujours en réserve quelque secret dont il ne se dessaisit qu'à beaux deniers comptant, mais

---

(1) On trouve ces instruments au Bazar du Voyage.

nous, nous souvenant de Jenner appelant le monde entier au profit de sa découverte, et l'abbé de l'Epée, qui restitua aux sourds-muets les deux sens qui leur manquaient, de même nous appelons tout le monde à l'œuvre régénératrice, promettant à ceux qui répondront à notre appel qu'après un cours de quelques leçons, ils seront à même d'être leur propre professeur, et capables d'étendre à d'autres les bienfaits de a gymnastique ; car à voir les heureux résultats de ces exercices méthodiques, on sent tout ce qu'il y a de richesse pour l'avenir et de bonheur pour le présent.

Pour nous, c'est à ce mode de propagation, peu dispendieux, toujours opportun, toujours efficace, que nous consacrons toute notre activité et tout notre amour du bien public.

Juillet 1855.

Charles GIRREBEUK.

Directeur du Gymnase de la rue Buffaut,
membre de plusieurs Sociétés savantes.

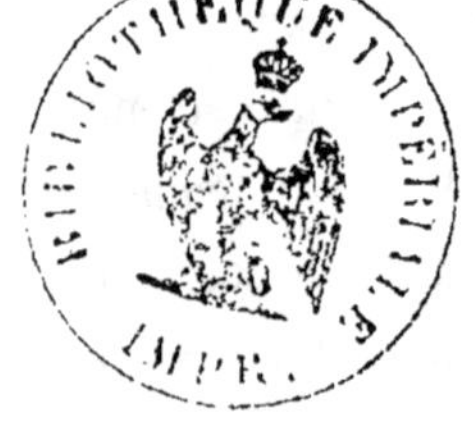

Typ. Vinchon, rue J.-J. Rousseau, 8. — 3455